ÉTUDES CLINIQUES

SUR LA PHYSIOLOGIE PATHOLOGIQUE

DE

L'ICTÈRE GRAVE

PAR

LE Dr HUMBERT MOLLIÈRE

Médecin des Hôpitaux de Lyon.

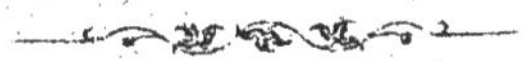

PARIS

ADRIEN DELAHAYE, LIBRAIRE-ÉDITEUR,

Place de l'École de médecine.

1875

LYON. — IMP. RIOTOR

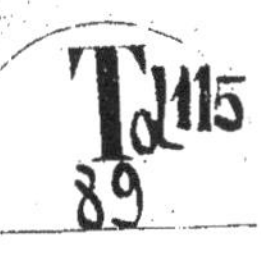

DE L'ICTÈRE GRAVE

(Extrait du Lyon Médical).

ÉTUDES CLINIQUES

SUR LA PHYSIOLOGIE PATHOLOGIQUE

DE

L'ICTÈRE GRAVE

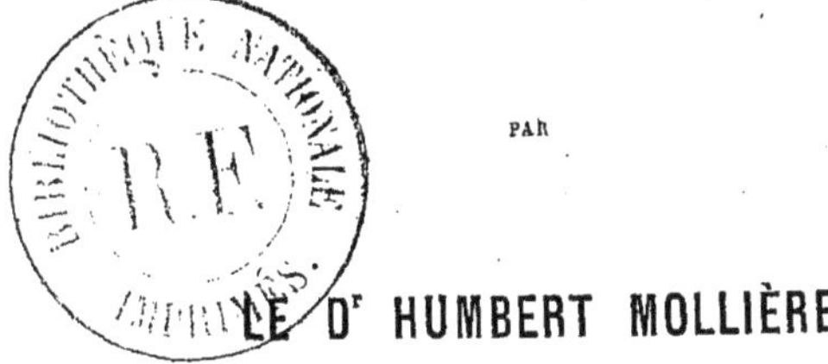

PAR

LE Dr HUMBERT MOLLIÈRE

Médecin des Hôpitaux de Lyon.

PARIS

ADRIEN DELAHAYE, LIBRAIRE-ÉDITEUR,

Place de l'École de médecine.

1875

LYON. — IMP. RIOTOR

ÉTUDES CLINIQUES

SUR LA PHYSIOLOGIE PATHOLOGIQUE

DE

L'ICTÈRE GRAVE

Ce travail n'est pas aussi complet que je l'aurais désiré. La rareté relative des observations ayant trait à mon sujet d'une part, le manque d'un service hospitalier jusqu'ici en sont la cause. Or, comme par la publication du second volume des *Cliniques* de Jaccoud cette question de l'ictère grave est en quelque sorte à l'ordre du jour, j'ai cru devoir relater au moins quelques observations, dont certaines m'ont paru en contradiction formelle avec la doctrine trop absolue du médecin parisien sur l'étiologie de la maladie. Il ne faut donc point s'attendre à rencontrer dans ce travail une étude complète et approfondie de ce que les pathologistes ont appelé l'ictère grave. Nous avons seulement voulu relater un certain nombre de faits, les uns favorables, les autres défavorables à telle ou telle des doctrines aujourd'hui régnantes sur la pathogénie du complexus morbide en question.

Sans entrer dans un historique qu'on trouvera bien plus complet dans les auteurs classiques du jour, nous dirons seulement qu'après bien des discussions on a fini par reconnaître généralement deux formes de ce qu'on peut appeler ictère grave. L'une, l'atrophie jaune aiguë du foie de Frerichs;

l'ictère malin hémorrhagique de Monneret et Ozanam paraît être une entité morbide bien établie. Dans l'autre catégorie nous rangeons pêle-mêle tous ces cas de maladie du foie ou de ses annexes (canaux biliaires ou vésicule) caractérisés par des accidents rapidement mortels et de l'ictère. En somme, ce sont des maladies variées du foie ayant pour caractéristique bien vague, il est vrai, leur extrême gravité.

Pour arriver à cette dichotomie, que je crois des plus légitimes, on a discuté beaucoup et longtemps ; car on a voulu et avec raison s'éclairer des lumières de la physiologie pathologique et des expériences. Malheureusement on oubliait qu'en fait de physiologie normale nous ne connaissions encore que fort peu de choses ; néanmoins, contrairement à ce qui a eu lieu pour l'ordinaire, ici la physiologie pathologique a éclairé la physiologie normale. Nous n'avons donc pas à nous plaindre de ces efforts.

En 1860, la question de l'ictère grave fut proposée comme sujet de thèse au concours pour l'agrégation. M. le docteur Blachez, qui eut à traiter la question, engloba dans une seule et même classe toutes ces formes, et en cela il était fort excusable, car il ne paraît pas, d'après ses descriptions, avoir vu des cas d'atrophie jaune aiguë. Certainement, s'il lui avait été donné d'en observer quelque exemple, il eût évidemment rangé dans un cadre à part cette singulière modalité pathologique.

Dans les années suivantes, la question de l'ictère grave fut l'objet d'un grand nombre de dissertations inaugurales, de discussions scientifiques, d'épreuves de concours. D'un côté les essentialistes, de l'autre les non-essentialistes, soutenant, les uns qu'il existait un ictère grave, les autres qu'il n'y en avait point ; mais par contre qu'il y avait des ictères graves de causes très-nombreuses et très-diverses liées à toutes les affections du foie caractérisées par une altération profonde dans la structure de cet organe.

Le beau livre de M. Frerichs que tout le monde connaît et les observations de Trousseau tendent à faire généralement admettre l'existence comme entité pathologique de l'atrophie jaune aiguë du foie et à admettre une forme d'ictère grave spéciale, à cause en quelque sorte spécifique quoique encore inconnue, à côté des autres formes dans lesquelles une série de lésions de l'organe hépatique aboutissent à un complexus clinique à peu près semblable. Toutefois, beaucoup de bons esprits restaient encore en suspens, quand l'étude de la question au point de vue expérimental vint encore aggraver les difficultés et ne plus laisser à l'atrophie jaune aiguë que ses caractères anatomiques, puisqu'au point de vue symptomatique, dans tous les cas, c'est à l'entrée dans le sang des acides biliaires que les accidents doivent être attribués ; ce qui paraît du reste très-plausible, puisque dans toutes les formes ils sont presque toujours à peu près les mêmes.

Envisageant la question à un point de vue tout à fait absolu, Jaccoud prend la contre-partie et de ces expériences et de la théorie qu'on en déduit. Pour lui, ce n'est point la cholémie qui tue, mais c'est tout au contraire l'acholie. Pour lui « l'état morbide auquel on a donné le nom d'ictère grave est toujours la conséquence d'une atrophie parenchymateuse du foie. Cette atrophie n'est pas constamment liée à une hépatite proprement dite, ainsi qu'on l'a avancé ; elle est la conséquence de processus actifs ou passifs d'origines très-diverses. Une fois l'atrophie effectuée, les effets pathologiques sont les mêmes, à quelques nuances près, qui dépendent de la cause de l'atrophie ; ces phénomènes ne sont point l'expression d'une résorption biliaire ou cholémie, ils sont dus à la cessation de l'hématose du foie, à l'acholie ; ils constituent la symptomatologie spéciale de l'asphyxie hépatique. » (Jaccoud, *Leçons de clinique médicale*. Paris, 1873, page 554.)

A cette conclusion absolue et en quelque sorte univoque, nous ferons plusieurs objections. D'abord la rareté des symptômes de l'ictère grave dans la cirrhose hépatique qui, certes, doit bien être la lésion dans laquelle l'hématose hépatique, comme le dit l'auteur que nous venons de citer, est la plus manifestement supprimée. Or, ces symptômes-là ne se rencontrent jamais durant le cours de cette maladie. Jamais les malades ne meurent dans les convulsions et les hémorrhagies ; c'est plutôt dans le refroidissement ultime de l'anasarque que nous les voyons succomber pour la plupart. Dans un seul cas nous avons vu quelques troubles se rapprochant de ceux de l'ictère grave, mais de fort loin et dans des circonstances telles que le foie malade n'avait même pas été mis en question. Par contre nous avions là tout le cortége physiologique de l'acholie.

Nous reprocherons ensuite au savant professeur d'avoir, d'un trait de plume, biffé toutes les expériences qu'on a faites jusqu'à lui, sur l'action des éléments constitutifs de la bile. Il est vrai qu'il ne s'appuie que sur des travaux allemands, bien entendu, tous antérieurs à l'année 1864 ! Et c'est tout juste si dans ces expériences l'action retardatrice des battements du cœur, du glyco et du taurocholate de soude est reconnue comme un effet constant. Il est véritablement étonnant qu'il n'ait même pas signalé les beaux travaux de l'ancienne école de Strasbourg qui, à la veille de sa destruction, s'occupait très-activement de la physiologie pathologique de l'ictère.

Dans un travail publié en 1871, MM. les professeurs Feltz et Ritter, alors agrégés à la Faculté de médecine de Strasbourg, complétant les études déjà consignées dans la thèse de leur élève M. Grollemund, cherchèrent à établir l'action sur l'économie des divers éléments de labile. De cette étude consciencieuse il résulte tout d'abord que la présence des matières colorantes de la bile injectées dans le sang ne détermine pas le moindre accident; qu'il en est de même de la cholestérine, tandis qu'au contraire les acides biliaires (taurocholate et glycocholate de soude) ont donné les résultats les plus positifs sur lesquels nous allons nous étendre un instant. Injectés à petite dose dans le système vasculaire, ces sels dont nous venons de parler, déterminent toujours un abaissement de température de 1 à 2 degrés, le ralentissement du pouls, souvent des vomissements, quelquefois de légers accidents nerveux; le tout sans ictère. On notait en outre la présence de l'indican et de l'urée en excès dans les urines. A dose supérieure, nous avons en plus des accidents convulsifs, des selles diarrhéiques et sanguinolentes. L'urine foncée contient de l'albumine ainsi que la matière colorante du sang, sans acides ni matière colorante de la bile. Les animaux sont lents à se remettre. Enfin, à dose forte, les animaux périssent toujours dans un bref délai, avec les mêmes accidents, mais beaucoup plus intenses : des accidents nerveux épileptiformes, des hémorrhagies diverses, mais jamais d'ictère. Dans les urines il y a de l'albumine, des acides biliaires en quantité très-faible, un peu de matière colorante verte et de l'indican.

L'examen histologique du sang permet d'y reconnaître l'existence de cristaux aiguillés d'hémoglobine. Il contient en plus une certaine proportion de sels biliaires. Quand on a lié le canal cholédoque, le sang présente les mêmes altérations histologiques et des détritus provenant des globules rouges détruits.

L'analyse chimique y fait découvrir des proportions variables des sels biliaires. Les urines contiennent de l'hémoglobine, de l'albumine, des traces d'acides biliaires. Les matières colorantes de la bile ont toujours précédé l'apparition de la jaunisse. La jaunisse déclarée, les matières colorantes manquent parfois. Les conjonctives et les muqueuses deviennent jaunes.

Ainsi à part la présence dans les urines de la leucine et de la tyrosine, et les lésions caractéristiques de l'organe hépatique dans l'atrophie jaune aiguë du foie, ces expériences reproduisent toute la symptomatologie des deux groupes que nous avons formés. Qu'il y ait dans la première forme un élément qui nous échappe, je suis le premier à le reconnaître, et c'est là-dessus que je me base en partie pour en faire une maladie à part. Mais que pour les deux formes et quelle que soit la lésion dans la seconde (pourvu qu'il y ait lésion du foie, ou tout au moins gêne au cours de la bile), cet ensemble de symptômes que nous venons d'énumérer et qu'on détermine expérimentalement, est toujours le même. Ainsi, dans les diverses observations que nous allons donner ci-dessous, nous voyons, soit un calcul hépatique engagé dans le cholédoque ou une cicatrice oblitérante, soit un carcinome du duodénum, donner lieu par obstruction à la résorption de la bile et à une série d'accidents semblables à ceux dont nous venons de parler. Dans la seconde des observations le calcul ayant fini par obturer entièrement le canal cholédoque, c'est alors seulement que les phénomènes graves se manifestèrent. Mais l'observation III me paraît bien plus importante encore : une cicatrice du cholédoque enflammé finit en se rétractant par oblitérer le conduit. Nous avons alors un ensemble de symptômes tout à fait identique à ce que produit l'expérience.

Nous avons pu être témoin de ces symptômes tout à fait caractéristiques, et le réactif de Pettenkoffer nous a fait connaître la présence des acides biliaires dans les urines. Enfin notre observation I nous donne le type parfait de l'atrophie jaune véritable. La malade, brusquement et sans cause appréciable, est prise de tous les symptômes caractéristiques de cette singulière affection, et l'autopsie révèle les lésions les plus étendues et les plus significatives.

Observation I. — *Atrophie jaune aiguë du foie. — Mort. Autopsie* (hospice de l'Antiquaille, salle Sainte-Françoise (service des Chazeaux), n° 12, recueillie par M. le docteur Daniel Mollière, chirurgien en chef désigné de l'Hôtel-Dieu, dans le service de M. le docteur Gailleton, chirurgien en chef du service).

La nommée Louise-Jenny Pittet, âgée de 20 ans, née à Pampigny (Suisse), domestique, demeurant au camp de Sathonay, ce qui indique sa profession, entre le 21 décembre 1873 dans la division des femmes vénériennes.

Cette jeune fille, qui se livre à l'exercice de la prostitution, était entrée le 21 décembre, présentant quelques petites végétations simples à la vulve, que l'on avait sectionnées et sur lesquelles on mettait de la poudre de sabine et d'alun. Depuis quinze jours environ elle présentait une teinte ictérique de la peau assez légère. Cependant les conjonctives participaient un peu à cette coloration. Elle ne se plaignait, au reste, d'aucun malaise quand, dans la nuit du 25 au 26, elle fut prise d'accidents formidables ; ses compagnes la virent se lever brusquement et rester droite à côté de son lit adossée contre le mur et refusant de répondre à toute espèce de questions. Elle fut recouchée; le lendemain on la trouva dans un état de prostration extrême. Cependant le pouls n'était pas accéléré : on ne réveillait aucune douleur en pratiquant la palpation abdominale ; on prescrivit une potion antispasmodique.

Le 27, T. A. 37°. Etat comateux ; spasme des mâchoires. Lavement de musc. Les pupilles sont dilatées. Soir, idem. Flaccidité absolue de tous les muscles. Température vaginale 38°. Pouls à 105. Rien à l'auscultation. Selles diarrhéiques involontaires. Vessie vide : on n'a pas pas pu se procurer de ses urines. En la pinçant on déterminait encore de la douleur, comme un spasme facial le montrait. Mais en feignant de lui maintenir les yeux ouverts on ne déterminait pas de spasmes. Lèvres fuligineuses.

28. — Mort à dix heures du matin.

L'autopsie et l'examen histologique sont faits en commun par Humbert et Daniel Mollière.

Autopsie 48 heures après la mort.— Abdomen : Dès la première incision on trouve des ecchymoses arrondies variant de l'étendue d'une pièce de vingt centimes à celle d'une lentille, qui sont répandues dans le tissu cellulaire sous-péritonéal ; on en retrouve également dans le tissu cellulaire sous-pleural et le médiastin postérieur en est rempli. Dans ce dernier elles sont confluentes et acquièrent le volume d'une pièce de cinq francs. Elles sont confondues de toutes parts. Le mésentère et toutes les franges péritonéales leur doivent un aspect tigré. Hémorrhagies analogues dans le tissu cellulaire de l'aisselle.

Les reins sont légèrement augmentés de volume, très-congestionnés, mais surtout dans la substance médullaire. Les pyramides sur une coupe forment comme des taches à la surface de la coupe ; la substance corticale ayant une coloration ictérique comparable à celle du foie muscade, les pyramides au contraire ayant une coloration rouge sombre. Les capsules surrénales ne sont pas augmentées de volume. Quelques pétéchies à la surface des bassinets.

La vessie ne contient qu'une quantité insignifiante d'urine dont la coloration est extrêmement foncée. Rate normale sans teinte ictérique. Les poumons présentent à leur surface de petites pétéchies ; à leur coupe on trouve en certains points des noyaux très-fortement engoués qui crépitent à peine sous le doigt, mais qui cependant surnagent.

Rien du côté des ganglions lymphatiques. Rien non plus du côté des ganglions mésentériques. Le corps thyroïde (il n'a pas la teinte ictérique) qui contient des foyers de dégénérescence colloïde présente, dans ces derniers, des foyers hémorrhagiques. Rien aux vertèbres à l'œil nu. Cette dernière teinte se retrouve aux méninges, dans le mucus vaginal, dans le la plèvre, le péricarde et toutes les synoviales articulaires, le péritoine les ventricules cérébraux, l'aorte....

L'utérus présente une muqueuse extrêmement congestionnée, les ovaires de petits foyers hémorrhagiques. Le cerveau est normal.

Le foie, dont le volume égale à peine celui des deux poings, a sa consistance normale ; mais il présente à la coupe une coloration jaune éclatante avec des points extrêmement congestionnés. Il ne pèse plus que 745 gr. Cependant il y a encore un peu de bile dans la vésicule.

Examen histologique. — Faite à l'état frais une coupe du foie qui présente une coloration jaune indien (ocre jaune brillant) ne laisse plus voir une seule cellule hépatique normale ; on ne trouve plus qu'une quantité considérable de graisse, soit en fines granulations, soit en gouttelettes, et des granulations nombreuses de pigment biliaire. Quand on jette un coup d'œil sur la surface interne des veines hépatiques, on trouve une sorte de dépôt blanc pulvérulent. Si on en examine la nature on le trouve constitué exclusivement par des cristaux de tyrosine et de leucine.

Les reins, dont la substance corticale paraît être à l'œil nu singulièrement augmentée de volume, présentent une dégénérescence granulo-graisseuse de l'épithélium des *tubuli.* En pratiquant des coupes sur des segments du poumon macéré dans l'alcool on trouve à l'œil nu des taches plus ou moins diffuses au niveau desquelles l'organe paraît avoir perdu son aspect spongieux. Sur des tranches minces le microscope permet de constater que ces taches sont dues à des épanchements sanguins qui remplacent complètement les vésicules pulmonaires. Mais il n'y a pas trace de lésions inflammatoires. En pratiquant une coupe du corps thyroïde, également durci dans l'alcool, on trouve dans un des follicules singulièrement agrandi et rempli de substance colloïde un épanchement sanguin. Les globules sont disséminés dans la substance colloïde coagulée au milieu de laquelle ils apparaissent sous l'objetif comme un léger nuage.

Cette observation n'a pas besoin de commentaires. On reconnaît là sans hésiter l'atrophie jaune aiguë du foie, l'ictère malin hémorrhagique de certains auteurs. Rien ne manque au tableau, sauf quelques particularités cliniques que l'on n'a pu constater à cause de la rapidité avec laquelle la mort est survenue. La diminution du volume du foie à la percussion (Frerichs) et la présence dans les urines de la leucine et de la tyrosine ont été de ce nombre. Car, comme l'anurie a été persistante pendant la vie, ce n'est qu'après la mort qu'il a été possible de recueillir de l'urine, et l'on sait, depuis les travaux de Gubler, le peu d'importance que l'on doit attribuer à cet examen *post mortem*.

L'état du foie était aussi bien différent dans le cas présent de ce qu'il est dans les autres ictères graves symptomatiques, où les cellules hépatiques sont plus ou moins altérées. Ici elles sont toutes entièrement détruites ; on n'en trouve pas une seule. Le foie est supprimé en vingt-quatre heures, aussi n'est-il pas étonnant que tous les acides biliaires qu'il contenait soient alors brusquement répandus dans le torrent circulatoire.

Obs. II. — *Ictère grave. — Adynamie. — Cirrhose du foie. — Cancer colloïde du duodénum. — Ectasie des voies biliaires.* (H. Mollière, inédite.)

Le nommé Alix Fleury, concierge, né à Lyon et âgé de 65 ans, entre le 2 septembre 1868 à l'hôpital de la Croix-Rousse, salle Saint-Pothin, n° 14, dans le service de M. le docteur R. Tripier, dont j'étais alors l'interne.

Il paraît que cet homme a souffert la faim et enduré toute espèce de privations. Aucune colère, aucune émotion morale antérieure. Il a habité dans des lieux insalubres (quartier Saint-Polycarpe). Il paraît s'être bien porté jusqu'ici. Pas d'alcoolisme. Rien du côté de la cavité thoracique. Jamais il n'a eu d'hémoptysie.

Il y a six semaines, il éprouva pendant six jours environ des accès de fièvre intermittente, qui, paraît-il, disparurent à la suite d'un traitement spécifique. Ces accès paraissaient à six heures du soir et duraient une demi-heure. Pendant la durée de ces accidents la teinte ictérique qu'il présente aujourd'hui survint petit à petit pour atteindre la forme qu'elle présente à l'heure qu'il est. Le hoquet a apparu consécutivement à l'ictère.

La coloration ictérique des téguments est très marquée : en certains points il existe de petites taches rosées qu'on pourrait prendre pour des pétéchies, mais qui ne sont autre chose que des piqûres d'insectes. Sur le ventre, qui est ballonné assez fortement, la percussion de la région du foie révèle ce seul signe : diminution considérable ou plutôt absence de la matité propre à l'hypochondre droit. Ce phénomène paraît avoir pour cause une ascension considérable de l'organe dans la cavité thoracique, où il paraît remonter au-dessus de la région mammaire.

Nous avons déjà insisté sur les hoquets perpétuels et les renvois continuels que présente cet homme depuis le début de sa maladie. On sent le bord antérieur du foie sous les dernières côtes. Douleurs très-vives dans le creux épigastrique et du côté droit. Le pouls est très-petit et médiocrement rapide. Les selles rares. Le malade est allé du ventre aujourd'hui ; il assure que ses matières ont conservé leur coloration normale. Pas de vomissements.

En somme : 1° douleurs diffuses dans l'abdomen ; 2° hoquets continuels ; 3° prostration. L'état général est profondément débilité ; la palpation de la région hépatico-épigastrique a révélé l'absence de toute espèce de tumeur. Les accès de fièvre n'ont pas reparu.

Vu l'intérêt extrême de cette observation, nous reproduirons les notes telles qu'elles ont été prises au jour le jour près du malade.

L'appétit disparu a repris. Un peu de constipation. Diarrhée la semaine passée. Un peu de tympanisme ; jamais il n'y a eu d'œdème des membres inférieurs. Amaigrissement ; mais rien du côté du cœur ni des poumons, sauf un peu d'emphysème. Rate normale. Pouls à 88. Battements du cœur un peu irréguliers.

4 sept. Le hoquet n'est pas continuel. Sensation de brûlure aux parties antéro-externe et moyenne des cuisses : cependant la sensibilité n'est pas troublée. La langue est lisse et fendillée en certains points. Elle paraît un peu chargée et présente même en certains points quelques traces de muguet. L'appétit a disparu et les selles deviennent grisâtres. Prescription : eau de Vals (Juliette), 30 centigrammes de rhubarbe tous les matins. Potion avec quinze gouttes de chloroforme. Vin, lait, café, bouillon maigre.

5 septembre. Pouls à 72. Mêmes douleurs musculaires ne siégeant plus que du côté droit.

6 septembre. Pouls à 64, évidemment ralenti. Les hoquets ont reparu quelquefois depuis hier dans la journée. Mêmes douleurs mais moins vives. Le malade a un peu déliré cette nuit ; il a du dégoût pour les aliments et les boissons. On continue l'eau de Vals.

8 septembre. Pouls à 76. Diarrhée copieuse cette nuit. Depuis hier au soir, sensation de barrement très-superficielle dans le ventre. Tympanite. Sensation d'empâtement dans l'hypochondre droit douloureuse. Cette

dureté paraît en dehors du foie. Pas de matité à ce niveau. Les prétendues pétéchies ont disparu. Langue très-sèche. Le malade ne voit pas les objets en jaune. Pigment biliaire dans les urines constaté dès le début.

9 septembre. Le malade a déliré ce matin ; il ne paraît pas avoir de diarrhée. Le pouls est à 72 ; le regard est fixe. Grande dépression des forces. Subdélirium au moment de la visite. Figure immobile.

Le soir, le pouls est à 104, petit. Le malade a entièrement perdu ses sens. État comateux et adynamie absolue jusqu'à la mort, qui arrive le 10 au soir à minuit.

Autopsie pratiquée le 12 septembre, à neuf heures du matin. Les poumons sains paraissent en quelques points manifestement colorés en jaune.

Le cœur est sain; les parois en sont peut-être un peu amincies. Le sinus aortique est dilaté.

Reins normaux.

Rate plus grosse qu'à l'état normal, présentant à sa surface convexe une immense plaque laiteuse, avec granulations indiquant une péritonite ancienne. Petite rate supplémentaire de la grosseur d'une noisette.

Cavité abdominale : Un peu de sérosité, mais en très-petite quantité. Adhérences assez nombreuses mais peu importantes dans toute la région hépatique. Estomac sain. Le foie a son volume normal et est atteint partout de cirrhose à la période granuleuse avec dégénérescence graisseuse. Au niveau du duodénum on sent une tumeur du volume d'une grosse noix développée au niveau du pli de Vater dans l'intérieur de l'intestin. La vésicule biliaire est blanche, un peu vascularisée, triple de son volume normal, allongée, pyriforme, pleine de bile et de boue jaune formée par la matière colorante. Tube intestinal sain.

Le corps thyroïde, manifestement hypertrophié, présente à la coupe une dégénérescence graisseuse complète. Les ganglions lymphatiques abdominaux sont envahis par le même processus cancéreux (genre colloïde), et à la coupe ils ont en outre une couleur ictérique manifeste qui peut même être constatée sur des ganglions qui n'ont pas encore été sectionnés.

La dissection minutieuse de la région malade révèle les particularités suivantes : il existe une grosse tumeur végétante du volume d'une noix dans l'intestin au niveau du pli de Vater, de nature colloïde et ramollie. Les canaux cystique et cholédoque sont très-dilatés ; on peut même introduire sans aucune difficulté le médius dans l'intérieur du dernier. Le conduit pancréatique a acquis le calibre d'une forte plume d'oie (pancréas sain). Deux stylets introduits dans ces canaux font constater que grâce au ramollissement de la tumeur ces conduits pénètrent encore dans l'intestin, et que probablement à une autre période de la maladie leur embouchure a dû être oblitérée comme le prouve l'ectasie dont ils sont atteints.

Pas de dépôt cancéreux secondaire dans le rachis.

Les centres nerveux n'ont pas été examinés.

La tumeur principale, comme les dépôts ganglionnaires, présentent tous les caractères du cancer colloïde.

En lisant avec attention cette singulière observation, il est difficile de ne pas trouver un rapport frappant entre les phénomènes qu'a présentés ce malade et les effets produits par l'injection des acides biliaires dans le sang : vomissements, hoquets, accidents nerveux, se terminant par le coma, ralentissement du pouls. Cette observation paraît correspondre à la deuxième série des expériences sus-indiquées, de celles dans lesquelles les injections ont été faites petit à petit et n'ont pas déterminé de phénomènes foudroyants immédiats. Cette intermittence des accidents s'explique très-bien par les rapports de l'orifice du canal cholédoque avec la tumeur. Tantôt il devait y avoir obstacle, tantôt le ramollissement graduel du néoplasme colloïde permettait à la bile de s'écouler à nouveau dans l'intérieur de l'intestin. Quant à cet affaiblissement du pouls, que nous avons trouvé là comme ailleurs, l'expérimentation nous en donne aussi l'explication, et c'est encore la cholémie qu'il va nous falloir invoquer. Dans une thèse fort bien faite soutenue devant la Faculté de médecine de Nancy : *Du pouls dans l'ictère simple*, notre ami le docteur Kleinpetter a démontré, par une série d'expériences fort bien conduites, que c'est le taurocholate de soude qui ralentit les pulsations cardiaques et consécutivement les pulsations artérielles. Car chez un animal empoisonné préalablement par le curare, on voit ces battements devenir de moins en moins fréquents si l'on fait absorber au même animal le sel biliaire incriminé. Il paraît aussi y avoir une action particulière de cette même substance sur l'origine du nerf vague; car chez un animal empoisonné, dont par conséquent les pulsations sont ralenties, la section de ce nerf permet au chiffre normal des pulsations de reparaître. Nous verrons plus loin combien ces données expérimentales sont capables d'expliquer encore d'autres phénomènes et d'étayer solidement notre théorie de la cholémie. Encore une fois, nous ne nions pas l'acholie, bien plus nous reconnaissons qu'elle seule peut expliquer la mort dans certains cas de cirrhose du foie ou de carcinomes squirrheux de cet organe. Nous reconnaissons comme Jaccoud que la présence de la leucine et de la tyrosine ont pour cause manifeste la suppression plus ou moins considérable des fonctions de l'organe, puisque dans notre observation I on a trouvé ces substances dans l'intérieur même de la veine porte vide de sang. Au reste, il n'est plus admis aujourd'hui par personne que ces substances exercent une action nocive sur l'organisme. Ce ne sont en somme que les résidus de combustions incomplètes.

Dans la présente observation la bile peut donc être certainement considérée comme la cause des désordres, puisque malgré la cirrhose avancée du foie, il s'en formait toujours, que la vésicule biliaire en était pleine, et qu'avec l'ictère coïncidait la présence du pigment biliaire dans les urines.

Obs. III.— *Fièvre intermittente symptomatique. — Ictère, accès épileptiformes ; mort.—Rétrécissement du canal cholédoque.—Hépatite parenchymateuse et interstitielle.* (Hôtel-Dieu de Lyon, salle Se-Elisabeth, n° 9, service de la clinique médicale.) — Observation recueillie par M. Mollière, chef de clinique, et M. Galland, externe de service.

Le nommé Jean A..., né aux Eparres, département de l'Isère, demeurant à Venissieux, où il exerce la profession de tailleur d'habits, âgé de 36 ans, entre dans le service le 17 juin 1873.

Cet homme s'est, dit-il, toujours bien porté. Il n'a pas fait de grands excès alcooliques. Pendant toute la durée de la guerre, il a eu la diarrhée. La maladie a commencé il y a huit mois par un accès de fièvre assez court, mais qui a reparu bientôt après et a continué jusqu'à aujourd'hui d'une manière assez irrégulière. Il y a environ six semaines il eut des accidents plus violents de fièvre intermittente. A partir de ce moment la fièvre a pris le type tierce. Cette exacerbation des accidents intermittents a précédé le développement d'un ictère qui couvre tout son corps, a débuté il y a cinq semaines et a été suivi d'un prurit violent et de légères coliques. A la palpation on ne trouve pas d'hypertrophie de la rate. Le foie ne paraît pas sensiblement hypertrophié. En haut il s'avance profondément sous le diaphragme ; en bas il ne dépasse pas les fausses côtes. Sur la ligne médiane on le trouve au-dessous de l'appendice xyphoïde. A la percussion on trouve de la matité à trois ou quatre centimètres au-dessous du mamelon et dans les autres points déjà décrits à propos de la palpation. Les urines sont très-colorées ; la présence du pigment biliaire y a été démontrée par l'épreuve de l'acide nitrique et celle des acides biliaires par le réactif de Pettenkoffer. Les selles sont décolorées. Le soir de son entrée le pouls était à 120. Le 18 au soir à 112.

On prescrit une infusion de camomille, de la rhubarbe et de l'eau de Saint-Galmier. Cependant on croit devoir rattacher l'ictère à la fièvre intermittente. Tout au contraire je crus, et fus le seul de mon avis, l'ictère et la fièvre symptomatiques d'une hépatite chronique.

Cependant le malade s'émaciait toujours et l'ictère et la fièvre persistaient sans relâche. Puis les forces l'abandonnèrent, et le 13 juillet au soir il prit des accès épileptiformes avec cris, mouvements toniques et cloniques, morsure à la langue, perte de connaissance. On fait appeler l'interne de garde, qui en est témoin. Pendant la nuit, seconde attaque. Toute la journée du 14 nous avons assisté à ces attaques devenues subintrantes ou mieux subcontinues, accompagnées de cris terribles, soit réflexes, soit liés à la douleur, qui est du reste peinte sur le visage. La mort survint dans la soirée, le malade étant tombé dans un état semi-comateux.

Autopsie. — Putréfaction assez avancée du cadavre par suite de la chaleur extrême. C'est pour cela que le foie présente un volume triple de celui qu'il doit avoir à l'état normal. Néanmoins on peut très-bien constater que les canaux biliaires sont très-dilatés par la bile. Çà et là on aperçoit quelques points piquetés en jaune (dégénérescence graisseuse). La vésicule biliaire énorme est gorgée de bile. Le canal cholédoque dur au toucher et resserré de telle sorte qu'on ne peut faire passer dans son intérieur un stylet de trousse ordinaire.

La rate est dure, volumineuse, double de son volume ordinaire; la pulpe en est peu abondante. Les reins sont très-injectés. L'intestin ne contient pas de bile. Le tissu cellulaire sous-arachnoïdien est légèrement injecté. Il y a aussi de la suffusion séreuse cadavérique.

L'obstacle au cours de la bile révélé par la difficulté dans l'introduction du stylet a pour cause une cicatrice de la muqueuse dont une coupe montre parfaitement à l'œil nu la dureté et l'étendue. C'est un néoplasme inflammatoire et relativement limité.

L'examen microscopique du foie après macération dans l'acide picrique a révélé à M. Berthomier et à moi l'existence d'une hépatite à la fois parenchymateuse et interstitielle.

Le tissu conjonctif de l'organe est en prolifération manifeste; nombreuses cellules embryonnaires.

Les cellules propres de l'organe sont ou gorgées de bile ou de granulations assez volumineuses (noyaux), signes d'un commencement de travail irritatif de ce côté.

La température n'a pu malheureusement être prise en temps opportun. Le tracé sphygmographique recueilli le 17 juin, c'est-à-dire probablement pendant un accès de fièvre, ne révèle rien de particulier, si ce n'est une tension très-faible dans la circulation et une grande accélération dans les battements du cœur.

Cette observation équivaut absolument à une expérience de physiologie pathologique. La cicatrice du canal de la bile a remplacé le fil à ligature des vivisecteurs, et les désordres observés ont été les mêmes que chez les animaux observés. Tout récemment un interne des hôpitaux de Paris, M. Longuet, a présenté à la Société de biologie un fait du même genre. Malheureusement l'observation est par trop sommaire en ce qui concerne la marche et les symptômes de la maladie. Nous ajouterons à ces différents cas le fait suivant où l'autopsie n'a malheureusement pas été faite, mais où les accidents présentés par le malade ne peuvent pas être attribués à autre chose qu'à l'entrée brusque des principes de la bile dans le sang.

Obs. IV. — *Carcinome de l'estomac. — Mort rapide avec des symptômes d'ictère grave. — Autopsie refusée.*

Le nommé Augustin G..., âgé de 44 ans, vérificateur à l'octroi, entre le 8 mars 1870 à la salle Saint-Bruno, n° 27, service de M. Joseph Faivre. Anamnestiques : Bonne santé antérieure, à part une fièvre tierce contractée il y a dix ans auprès de mares d'eau stagnante, voisines de son habitation. Depuis neuf mois, douleurs de reins violentes, surtout intenses pendant la nuit. Depuis cette même époque il s'est mis à éprouver des palpitations de cœur accompagnées de bourdonnements d'oreille avec menace de syncope. Jamais il n'a eu les jambes enflées; mais il y a deux mois il a vomi par deux fois une grande quantité de sang. Rien du côté de la poitrine. Le malade a très-souvent des vertiges et de l'insomnie. Enfin depuis six mois il vomit tous ses aliments ; il a eu des vomissements mélaniques et la digestion ne se fait plus. Douleurs stomacales et lombaires. Cependant l'amaigrissement n'est pas encore très-considérable. On constate à la palpation de l'empâtement de la région épigastrique, siége de palpitations douloureuses. Teinte jaune paille caractéristique.

J. Faivre trouve un souffle musical au deuxième temps sur le trajet de l'aorte pectorale et se propageant jusqu'au dessous du diaphragme. Les jours qui suivirent son entrée, cet homme eut un état de subdélirium intermittent, puis du délire véritable et un ictère intense. Le pouls devint rapide et plein, le corps couvert de sueurs abondantes. Des hémathémèses nouvelles survinrent et emportèrent le malade le 11 avril. Malheureusement l'autopsie fut refusée, mais les symptômes furent assez rapides pour faire songer à une propagation de néoplasme aux voies biliaires avec obstruction de leur lumière et irruption rapide de la bile dans le sang.

Mais je me hâte de le reconnaître, cette observation n'est pas entièrement concluante. A ces différents faits pour nous si probants et si significatifs de l'existence d'un ictère grave par cholémie, j'ajouterai l'observation suivante où cette fois la mort a bien eu lieu par acholie, par défaut d'hématose hépatique. Il sera facile de constater par la différencce des symptômes la différence des deux processus.

Obs. V. — *Cholélithiase. — Cachexie. — Acholie. — Mort. — Autopsie.*

La nommée Anne M..., née à Villeurbanne, demeurant à Lyon, âgée de 70 ans, entre le 22 juin 1873 à l'Hôtel-Dieu de Lyon, service de la clinique médicale, salle Saint Roch, nº 4.

Cette femme paraît avoir joui jusqu'ici d'une très-bonne santé. Elle a eu dix enfants et la ménopause est arrivée à l'âge de 48 ans sans accidents, si ce n'est un prurit intense dans les membres qui a persisté jusqu'à ces derniers temps. Sa santé fut excellente jusqu'en 1870. Elle eut alors beaucoup à souffrir moralement. A l'époque de l'armistice, en voyant arriver son fils qui revenait de la guerre et ne l'avait point prévenue de son retour, elle eut une violente émotion. Le lendemain sa figure devint entièrement jaune, ainsi que les sclérotiques et le corps tout entier. L'urine était très-jaune et très-épaisse. Elle continua cependant son travail sans en trop souffrir. Quand elle portait de fortes charges elle souffrait un peu dans la région du foie. Elle resta à peu près dans cet état pendant deux ans ; elle eut un violent catarrhe pulmonaire qui, aujourd'hui, a disparu. Il y a deux mois seulement qu'elle a commencé à perdre ses forces. La faiblesse devint de plus en plus considérable, et elle se décida à entrer à l'Hôtel-Dieu le 22 juin 1873. Depuis son entrée jusqu'à sa mort cette femme a présenté tous les symptômes d'une anémie progressive essentiellement caractérisée par l'amaigrissement, la perturbation graduelle de toutes grandes fonctions, de celle du tube digestif principalement (indigestions fréquentes). L'ictère persista tout ce temps et le diagnostic fut longtemps indécis. Pendant que je dirigeais le service j'eus l'idée de lui donner du calomel pour m'assurer si les voies biliaires étaient encore perméables.

L'épreuve fut positive et ne fit qu'obscurcir encore la question. C'est alors qu'on pensa reconnaître dans ses antécédents le souvenir de coliques hépatiques très-mal caractérisées et fort anciennes. Le foie très-volumineux et dur faisait pencher quelques-uns vers le cancer et la sclérose. L'autopsie vint donner la solution du problème. La malade s'était éteinte le 13 octobre dans le marasme à la suite d'une indigestion.

Autopsie, pratiquée le 14 octobre 1873, par MM. H. Mollière, Raynaud et Rochas. — Le foie est hypertrophié. Il n'a plus sa couleur habituelle, mais une teinte verte prononcée. En disséquant le canal cholédoque ectasié, on le trouve obstrué vers sa partie inférieure par un énorme calcul. Ce calcul, trop gros pour passer dans l'intestin, remplit en grande partie la lumière du canal. A la coupe du foie on trouve une grande quantité de bile répandue dans le parenchyme de l'organe. Les vaisseaux biliaires sont hpertrophiés et dilatés. On en fait sourdre une assez grande quantité de bouillie noire ressemblant à de la poussière de charbon et provenant de détritus de calculs. La vésicule biliaire est vide, sur ses parois se trouvent deux ou trois petites poches remplies d'un liquide incolore, transparent ; la plus grosse ayant le volume d'une noisette.

Enfin pour terminer, nous rapporterons en abrégé l'histoire d'une malade qui succomba en moins d'un mois au développement rapide d'une cirrhose hépatique et dont nous avons publié déjà l'observation dans un autre but (*Recherches cliniques sur la nosographie du purpura hæmorrhagica*. Lyon, 1874, pages 25 et 26). Chez cette femme, âgée de 38 ans, et qui depuis longtemps déjà se livrait à la boisson, à des phénomènes gastro-intestiaux, relativement légers, succédèrent des symptômes d'hypérémie et de congestion vers la tête. Elle eut des ecchymoses sous-conjonctivales et du purpura généralisé qui, joints à des hémoptysies qu'elle avait eues peu de temps auparavantindiquaient déjà une altération profonde dans la constitution du sang. Le 25 juin 1872, cinq jours après son entrée, je constatai de l'œdème des jambes et des pieds, et sur ces points du purpura coïncidant avec des ecchymoses diffuses. Le 26, on constata un ictère assez prononcé avec prurigo ; puis, le 24 juillet, survint brusquement une ascite. Dès lors cette femme robuste commença à s'affaiblir rapidement. L'hydropisie fit des progrès constants, et je dus la ponctionner : dix à douze litres d'un liquide citrin furent retirés de l'abdomen, mais l'orifice de la ponction resta fistuleux et la malade s'éteignit le 24 août. A l'autopsie, pratiquée avec le concours de M. Fessy, interne du service, nous trouvâmes une cirrhose des mieux caractérisées. Le foie avait perdu un quart de son volume normal. Il était granuleux et d'une dureté cartilagineuse. La vésicule du fiel était remplie de bile ancienne contenant une boue calculeuse. Le canal cholédoque est oblitéré et tordu sur lui-même.

En somme ce foie était détruit comme organe sécréteur à n'en pas douter. Les phénomènes observés peuvent donc être légitimement attribués à cette brusque suppression. Combien sont-ils différents de ceux dans lesquels le foie travaille toujours, mais pour verser cette fois tous ses produits dans le sang ?

CONCLUSIONS.

1. On doit séparer avec soin des ictères graves l'atrophie jaune aiguë de cet organe, qui a des caractères bien tranchés qui permettent de la rapprocher du typhus et des maladies infectieuses.

II. Sous le nom d'ictère grave on doit comprendre les phénomènes dus à l'entrée plus ou moins brusque des principes acides de la bile dans le sang (cholémie), et non point ceux qui sont consécutifs à la suppression des fonctions de cet organe (acholie).

III. Ces deux processus bien différents et trop confondus jusqu'ici par les auteurs classiques s'observent aussi fréquemment l'un que l'autre.

IV. Le premier est très-aigu, le second affecte une marche beaucoup plus lente.

V. Sur ce point les observations cliniques viennent sanctionner entièrement les résultats de l'expérimentation physiologique.

www.ingramcontent.com/pod-product-compliance
Ingram Content Group UK Ltd.
Pitfield, Milton Keynes, MK11 3LW, UK
UKHW020958230726
13923UKWH00007B/2485